Ueber gewisse

die Gesundheit benachtheiligende

Einflüsse der Schulen.

Ein Bericht

von

Rud. Virchow.

Separatabdruck aus Virchow's Archiv für pathologische Anatomie und Physiologie und für klinische Medicin. Sechsundvierzigster Band.

Berlin.

Druck und Verlag von Georg Reimer.

1869.

Die nachstehende Darstellung verdankt ihre Entstehung einem Auftrage Seiner Excellenz des Herrn Ministers der geistlichen, Unterrichts- und Medicinal-Angelegenheiten. Obwohl sie der Natur dieser Aufgabe nach keine neuen Thatsachen enthält, so gewährt sie doch vielleicht eine für ärztliche und pädagogische Anforderungen brauchbare Uebersicht. Möglicherweise trägt sie auch dazu bei, die Aufmerksamkeit grösserer Kreise auf die wichtigen Fragen zu lenken, welche darin berührt werden, und neue Beobachtungen zur Beantwortung derselben anzuregen, deren es in der That in hohem Maasse bedarf.

Die nachtheiligen Einflüsse der Schulen auf die Gesundheit der Schüler haben namentlich seit dem Ende des vorigen Jahrhunderts sehr vielfach die Aufmerksamkeit von Aerzten und Erziehern auf sich gezogen, und zwar bald in dieser, bald in jener Richtung, ohne dass sie jedoch in der Regel in einer strengeren, wirklich wissenschaftlichen Weise geprüft wurden. Selbst der so grosses Aufsehen erregende Aufsatz von Lorinser (Preuss. Med. Vereinszeitung 1836. No. 1) handelt von der zunehmenden Kurzsichtigkeit, den Unterleibsstockungen, der Lungensucht u. s. w. unter der Jugend der gelehrten Schulen als von etwas Bekanntem, und die Gegner, z. B. Ebermaier (Ebendas. No. 21), bewegten sich in ebenso unbestimmten Versicherungen des Gegentheils, freilich ohne damit gleichen Eindruck hervorzubringen. Gewisse allgemeine Erfahrungen, gewisse als notorisch angenommene Sätze gingen allmählich in die Bücher, ja in die allgemeine Sprache der Gebildeten über; wenn man jedoch nach ihrer inneren Begründung oder nach ihren äusseren Beweisen fragte, so fiel die Antwort meist ganz ungenügend aus. Sehr vereinzelt ist der Versuch gemacht worden, durch geordnete Untersuchungen wirklich thatsächliche Unterlagen für das Urtheil zu gewinnen, nnd es muss als ein überaus grosser Fortschritt anerkannt werden, dass nach einzelnen Richtungen hin gegenwärtig der Anfang gemacht worden ist, eine Statistik dessen, was man wohl kurzweg die Schulübel und die Schulkrankheiten nennen darf, zu gewinnen.

Erst eine ausgedehnte, wissenschaftlich sichere, vergleichende Statistik macht es möglich, mit voller Zuversicht zu urtheilen, welche Uebel oder Krankheiten durch die Schulen hervorgebracht werden, und welche Mittel zu ihrer Vorbeugung zu ergreifen sind. Wo diese Unterlage fehlt, gibt es freilich immer noch gewisse allgemeingültige wissenschaftliche Regeln, welche auf die Schulen, wie auf andere Einrichtungen der Gesellschaft anzuwenden sind, aber es lässt sich nicht leugnen, dass bei ihrer Anwendung sehr leicht wichtige Verhältnisse übersehen oder falsch veranschlagt werden können.

Der nachfolgende Bericht wird sich bemühen, diese beiden Gruppen möglichst scharf aus einander zu halten und die thatsächlich festgestellten Uebel von den bloss geschätzten sorgfältig zu trennen.

In Beziehung auf Zuverlässigkeit der thatsächlichen Feststellung stehen obenan:

1) Die Augenübel, insbesondere die Kurzsichtigkeit.

Die ersten, freilich noch ungenauen und in keiner Weise methodischen Versuche, die schon früher schätzungsweise angenommenen Einflüsse der Schule auf die Entwickelung von Kurzsichtigkeit statistisch festzustellen, wurden im Anfange dieses Jahrhunderts von dem Engländer Ware unternommen. Seitdem sind in verschiedenen Ländern des Continents, insbesondere auch in Deutschland, ähnliche Nachforschungen, zum Theil amtlich, zum Theil durch Privatpersonen, jedoch fast nirgends folgerichtig und systematisch, veranstaltet worden. Erst die Untersuchungen des Dr. Hermann Cohn in Breslau haben, sowohl was die Zahl der dazu herangezogenen Personen, als auch was die Methode und die Sorgfalt der Beobachtung betrifft, eine den Anforderungen der heutigen Wissenschaft entsprechende Gestalt angenommen und sie können daher als überaus wichtig, ja in einer gewissen Weise als entscheidend angesehen werden.

Cohn hat seiner grösseren Arbeit die Ergebnisse von Untersuchungen der Schüler in 5 Dorfschulen zu Langenbielau, sowie in 20 Elementarschulen, 2 höheren Töchterschulen, 2 Mittelschulen, 2 Realschulen und 2 Gymnasien in Breslau zu Grunde gelegt. Von 10,060 Schülern hat er 6059 selbst der Voruntersuchung unterzogen, während bei den übrigen die Lehrer nach seinen Vorschriften dieselbe anstellten. Neuerlich hat Cohn auch noch 410 Breslauer Studenten in Beziehung auf den Zustand ihrer Augen genau geprüft.

Gleichzeitig ist überall das Lebensalter, die Schulzeit, die Einrichtung der Schullokale festgestellt, das Verhältniss der Augenübel zu diesen verschiedenen Momenten berechnet, und unter Darlegung des gewonnenen Materials in allen seinen Einzelnheiten eine so sichere Grundlage für die wissenschaftliche Prüfung geliefert, wie sie kaum in einer verwandten Richtung ihres Gleichen finden dürfte.

Als Gesammtergebniss stellt sich heraus, dass unter jenen 10,060 Schülern 17,1 pCt. nicht normalsichtig waren, dass aber letztere Zahl sich sehr ungleich vertheilte, nehmlich folgendermaassen:

in den	Dorfschulen	5,2 pCt.
- -	städtischen Elementarschulen .	14,7 -
- -	Mittelschulen	19,2 -
- -	höheren Töchterschulen . .	21,9 -
- -	Realschulen	24,1 -
- -	Gymnasien	31,7 -

Unter den 410 Studirenden fanden sich sogar 68 pCt. nicht normalsichtig (ametropisch).

Lässt man nun auch die Hyperopie, den Astigmatismus und

die wirklichen Augenkrankheiten, als zunächst weniger wichtig, hinweg, und hält man sich nur an die eigentliche Kurzsichtigkeit (Myopie), so kommt doch auch hier das betrübende Ergebniss zu Tage, dass im Ganzen beinahe 10 pCt. Kurzsichtige unter den Kindern waren, und zwar in den

Dorfschulen	1,4 pCt.	
städtischen Elementarschulen .	6,7 -	Stadtschulen 11,4 pCt.
höheren Töchterschulen . . .	7,7 -	
Mittelschulen	10,3 -	
Realschulen	19,7 -	
Gymnasien	26,2 -	
Dazu Studenten	60,0 -	

Zeigt sich schon hier im Grossen ein regelmässiges Ansteigen, so wiederholt sich dies in überraschender Weise bei der Einzelrechnung jeder Schulanstalt nach ihren Klassen. Es mag hier genügen, die Klassen der städtischen Elementarschulen und der Gymnasien anzuführen:

	VI.	V.	IV.	III.	II.	I.
Elementarschulen			2,9.	4,1.	9,8.	9,8.
Gymnasien	12,5.	18,2.	23,7.	31,0.	41,3.	55,8.

Man kann daher das ungünstige Urtheil des Dr. Cohn leider nicht antasten und zwar um so weniger, als er durch umfangreiche tabellarische Nachweise darthut, dass nicht nur die Zahl der Kurzsichtigen von Klasse zu Klasse zunimmt, sondern auch der Grad der Kurzsichtigkeit steigt. Nur die Töchter- und Mittelschulen machen in letzterer Beziehung eine Ausnahme. Die Myopie in diesen Schulen ist also im Ganzen progressiv; sie hat jenen gefährlichen Gang, der nach und nach zur wirklichen Schwachsichtigkeit führt.

Mit Recht verwahrt sich Dr. Cohn dagegen, dass man ihm nicht die Meinung zuschreibe, die enorme Verbreitung der Myopie unter den Schulkindern sei lediglich und ausschliesslich der Schule zuzuschreiben. Offenbar wirken auch ausserhalb der Schule, selbst im elterlichen Hause viele ungünstige Umstände ein. Um in dieser Beziehung zuverlässige Materialien für das Urtheil zu gewinnen, würde es nöthig sein, aus anderen Kategorien der Bevölkerung, z. B. aus den Kreisen der Lehrlinge und Gesellen parallele Altersklassen zur Untersuchung zu bringen. An solchen vergleichenden

Uebersichten fehlt es bis jetzt. Nichtsdestoweniger kann man mit voller Bestimmtheit sagen, dass die Altersklasse, zu welcher die Primaner der Gymnasien gehören, nicht durchschnittlich 55 bis 56 pCt., die der Studenten nicht 60 pCt. Kurzsichtige enthält. Und wenn man auch zugesteht, dass schlechte Beleuchtung, enger Druck und feine Handschrift, vorgebeugtes Sitzen u. s. f., auch bei den häuslichen Arbeiten sehr ungünstig einwirken, so muss man doch einräumen, dass mehrere dieser Nachtheile aus Gewohnheiten der Schule in das Haus herübergebracht werden, zum mindesten, dass die Schule dem Aufkommen schlechter Gewohnheiten in dieser Beziehung nicht genügend wehrt, dass sie einzelne vielmehr geradezu fördert.

Dr. Cohn hat ausser der Frage der Beleuchtung und der Helligkeit des Schullokals hauptsächlich die Subsellien, d. h. Tisch und Bank, einer eingehenden Prüfung unterworfen, und er hält sich für berechtigt, sie als positiv schädlich in ihrer gegenwärtigen Einrichtung zu verwerfen. In Folge dieser Einrichtung seien die Schüler genöthigt, die Schrift in grosser Nähe und bei vornübergebeugtem Kopfe zu betrachten. Dadurch werde einerseits eine stärkere Thätigkeit des Accomodationsmuskels im Auge nöthig, und diese bedinge hinwiederum eine Zunahme des hydrostatischen Druckes im hinteren Theile des Augapfels und eine Verlängerung der Axe des Auges nach hinten; andererseits entstehe durch die bei vornübergebeugtem Kopfe eintretende Hemmung des Rückflusses des Blutes vom Auge eine Ueberfüllung des Augapfels mit Blut, welche ebenfalls den Druck im Hintergrunde des Auges erhöhe. Beide Umstände zusammen seien die Ursache der Kurzsichtigkeit.

Diese Argumentation ist im Ganzen unzweifelhaft richtig, wenngleich sie nicht in allen einzelnen Theilen zweifellos erscheint. Donders (On the anomalies of accomodation and refraction of the eye. Lond. 1864. p. 343) schliesst die Verlängerung des Augapfels als Folge der Accomodationsthätigkeit ganz aus, obwohl er die Häufigkeit der Kurzsichtigkeit in den gebildeten Klassen ausdrücklich durch die Anspannung des Auges für nahe Gegenstände erklärt. Für ihn sind 3 Ursachen entscheidend: 1) der Druck der äusseren Augenmuskeln auf den Augapfel bei starker Convergenz der Sehaxen; 2) der erhöhte Druck der Flüssigkeiten in Folge der Anhäufung von Blut im Auge bei gebeugter Stellung; 3) congestive

Zustände im Augenhintergrunde. Je schlechter die Beleuchtung, um so stärker treten diese Ursachen in Kraft, denn um so mehr muss der Gegenstand dem Auge genähert werden, und daraus folgt sowohl die stärkere Convergenz, als die Zunahme des Blutdruckes.

Es ist ersichtlich, dass diese Erklärung auf den vorliegenden Fall ebenso passt, wie die vorher erwähnte. Wenn als feststehend anzunehmen ist, dass die Kurzsichtigkeit (Myopia) auf einer Verlängerung der Augenaxe beruht und dass grosse Annäherung des zu betrachtenden Gegenstandes bei vornübergebeugtem Kopfe und vorzüglich bei unvollkommener Beleuchtung nach und nach eine solche Verlängerung hervorbringen kann, so wird man einer unzweckmässigen Einrichtung der Subsellien um so mehr eine derartige Wirkung zuschreiben müssen, als die unbewegliche Stellung der Tischplatte und der Bank den Schüler zwingt, das Auge dem Gegenstande zu nähern und ihm nicht die Wahl lässt, ob er etwa den Gegenstand dem Auge nähern wolle. Höchstens beim Lesen lässt sich in dieser Beziehung eine gewisse Freiheit gewähren; beim Schreiben, Rechnen, Zeichnen ist diess nicht möglich.

2) Congestionen des Blutes zum Kopf.

Schon in dem vorhergehenden Abschnitte ist davon gesprochen worden, dass die vornübergebeugte Haltung des Kopfes Congestionen hervorruft; sie erklären sich dadurch, dass durch die Biegung des Halses die Blutadern des letzteren, welche das Blut vom Kopfe zur Brust zurückführen sollen, gedrückt werden. Eng anliegende Kleidungsstücke begünstigen natürlich eine solche Zusammendrückung in hohem Maasse.

Andere Umstände wirken in gleicher Richtung. Bei einer vornübergebeugten Stellung des Kopfes wird naturgemäss auch der Rumpf nach vorn gebeugt, und zwar um so mehr, als die Tischplatte niedrig ist. Daraus folgt jedesmal eine gewisse Zusammendrückung des Bauches, und diese hat ihrerseits wieder eine Behinderung der Thätigkeit des Zwerchfells, des mächtigsten Einathmungsmuskels, im Gefolge. Unvollständiges Einathmen hindert aber den Rückfluss des Blutes aus den Adern des Halses in die Brust, wohin es doch zurückkehren sollte.

Dazu kommt, dass bei angespannter Aufmerksamkeit an sich das Einathmen unvollständiger geschieht, um so unvollständiger, je weniger durch eigenes Sprechen das Athmungsbedürfniss unmittelbar angeregt wird. So erklärt es sich, dass bei längerer, gleichmässiger, und namentlich ruhiger Anspannung des Geistes nach einer gewissen Zeit das Bedürfniss tieferer Einathmung, und bei schwachen oder ermüdeten Personen die Neigung des Gähnens als der natürlichen Form der tiefsten Einathmung eintritt.

Alle diese Umstände begünstigen die sogenannte passive oder mechanische Congestion, insofern sie den Rückfluss des Blutes in den Adern (Venen) hindern. Es gibt aber in der Schule auch eine sehr wirksame Ursache für sogenannte active Congestionen zum Kopfe, d. h. für vermehrten Zufluss des Blutes durch die Schlagadern (Arterien), und das ist eben die angestrengte Thätigkeit des Gehirns. Durch seine Beziehungen zu den Gefässnerven ist dieses Organ im Stande, nicht bloss eine vermehrte Thätigkeit des Herzens, sondern auch eine Erweiterung der Schlagadern zu bewirken, welche sich in einem vermehrten Zuströmen von Blut zum Kopfe kenntlich macht. Röthung des Gesichts, der Ohren, des Auges können unmittelbare Zeichen davon sein, indess ist es bekannt, dass bei höherer Erregung zuweilen gerade umgekehrt Blässe des Gesichts eintritt, welche auf einer verlängerten Zusammenziehung und Verengerung der Blutgefässe beruht. Diese äussere Blässe, welche übrigens nicht selten mit starker Röthung der Ohren verbunden ist, beweist keineswegs eine gleiche Blässe des Gehirns; vielmehr kann das letztere gerade sehr blutreich sein, während die Wangen erblassen.

Unter den verschiedenen Uebeln, welche aus diesen theils passiven, theils activen Congestionen hervorgehen, haben in der letzten Zeit drei Gelegenheit zu statistischen Nachforschungen gegeben. Dr. Guillaume und Th. Becker berichten Folgendes:

1) Kopfweh. Guillaume, welcher dasselbe geradezu als Céphalalgie scolaire bezeichnet, fand unter 731 Schülern des Collège municipal in Neufchatel 296, also über 40 pCt., welche häufig an Kopfweh litten (Hygiène scolaire. Génève 1864. p. 33, 77). Die Mädchen waren demselben stärker ausgesetzt, als die Knaben, denn bei jenen fanden sich 51, bei diesen nur 28 pCt. Die jüngeren Eleven, namentlich unter den Knaben, litten ganz besonders. Becker (Luft und Bewegung zur Gesundheitspflege in den Schulen. Frankfurt a. M. 1867. S. 12.) untersuchte 3564 Schüler und Schüle-

rinnen sämmtlicher öffentlicher Schulen zu Darmstadt und Bessungen, sowie dreier Privatschulen zu Darmstadt; davon litten 974 oder 27,3 pCt. mehr oder weniger an Kopfweh. Die speciellen Tabellen sind leider unvollständig mitgetheilt, indem darin nur die Prozentzahlen, dagegen nicht die wirklich gefundenen Zahlen aufgeführt sind. Es scheint sich als Gesammtergebniss daraus herauszustellen, dass in den Stadtschulen, zumal bei den Knaben, die unteren Klassen eine grössere Zahl von Leidenden enthalten, während in den höheren Schulen (Gymnasium, höhere Töchterschule) gerade die oberen Klassen ein sehr starkes Contingent stellen. In der Prima des Gymnasiums klagten 80,8 pCt. über Kopfweh. Becker folgert aus seinen Zahlen, was nicht ganz zutrifft, dass die Zahl in den ersten Schuljahren am geringsten sei und mit dem längeren Schulbesuch, der grösseren Stundenzahl und der geforderten geistigen Anstrengung zunehme. Als Hülfsmoment erwähnt er zu enge Schulzimmer.

Es muss jedoch erwähnt werden, dass noch ein anderer Umstand in Betracht kommen kann. Deville und Troost (Compt. rend. des séances de l'acad. des sciences 1868. 13. Janv.) fanden, dass durch rothglühendes Eisen verschiedene Gase, insbesondere auch Kohlenoxyd hindurchgehen, ein Umstand, der in Schullokalen mit eisernen Oefen nicht selten zutrifft. Kopfweh, Schwindel, Zittern und ähnliche Zufälle sind die Folgen auch der leichteren Einwirkung jenes so giftigen Gases. Wie oft dies wirklich vorkommt, ist erst festzustellen. Dr. Oidtmann (Der Kohlendunst in seiner giftigen Wirkung auf den menschlichen Körper. Linnich 1868. S. 62.) trägt kein Bedenken, für seine an eisernen Oefen reiche Gegend die chronische Kohlenoxyd-Vergiftung bei der Schuljugend als verhältnissmässig häufig anzunehmen.

2) Nasenbluten. Guillaume fand dasselbe häufig bei 155 Eleven = 21 pCt. und zwar häufiger bei Knaben (22 pCt.), als bei Mädchen (20 pCt.). Bei den ersteren zeigte sich eine ganz entschiedene Abnahme mit dem Ansteigen zu höheren Klassen; bei den Mädchen war dies weniger regelmässig. Becker fand im Ganzen nur 405 = 11,3 pCt. Nasenbluter; genauere Zahlenangaben fehlen, doch gibt er an, dass das Bluten am häufigsten war in den Oberklassen des Gymnasiums, der höheren Töchterschule und einer Privatschule, wie er sagt, in denjenigen Schulen, deren

Zöglinge am längsten in der Schule sitzen und sich am wenigsten in freier Luft bewegen.

3) Kropf. Guillaume, welcher meines Wissens zuerst auf dieses Uebel hingewiesen hat, bezeichnet es geradezu als Schulkropf (Goître scolaire); er sagt, es sei unter den Schülern unter dem Namen des dicken Halses (gros cou) bekannt. Er fand dasselbe 414 mal, also bei 56 pCt. und zwar bei 169 Knaben (48 pCt.) und 245 Mädchen (64 pCt.). Nach seiner Versicherung ist Kropf in Neufchatel nicht endemisch; auch der Schulkropf verschwinde häufig während der Ferien, werde erst später dauernd, zeige sich aber schon bei 8jährigen Mädchen nach einjährigem Schulbesuch.

Was dieses Uebel anbetrifft, so stehen die Angaben von Guillaume bis jetzt noch ganz vereinzelt da, und es fragt sich daher, ob sie in der That eine allgemeine Gültigkeit beanspruchen dürfen. Jedoch ist es richtig, dass überhaupt das weibliche Geschlecht und das jugendliche Alter besonders zu Kropf prädisponiren und dass durch Erweiterungen der Halsgefässe eine Anlage zu diesem Uebel hervorgebracht wird. (Man vergleiche die Ausführungen in meiner Onkologie. Bd. III. S. 21, 52, 76.) Es verdient daher dieser Punkt eine genauere ärztliche Prüfung und zwar um so mehr, als das fragliche Uebel eine gewisse Dauer haben soll, als das leidende Organ der Untersuchung unmittelbar zugänglich ist, als demnach ein ganz bestimmtes Ergebniss der letzteren erwartet werden darf.

Kopfweh und Nasenbluten sind dagegen Uebel, welche den Aerzten und vielen Eltern als nicht seltene Begleiter des Schulbesuchs hinlänglich bekannt sind. Freilich genügen auch hier die vorliegenden Erfahrungen keineswegs zu einem sicheren Schlusse; vielmehr würde es sich empfehlen, unter ärztlicher Controle durch die Lehrer Listen über derartige Zufälle führen zu lassen und die gewonnenen Zahlen mit den Verhältnissen der Schullokale, der einzelnen Klassen und Schulen, der Unterrichtszeit und der Jahreszeit, dem Zustande der Oefen und der Ventilation zu vergleichen. Nichtsdestoweniger wird man kaum umhin können, schon jetzt zuzugestehen, dass die Schule derartige Zustände sehr begünstigt, vielleicht nicht selten hervorruft und dass ihr häufigeres Vorkommen ein Gegenstand ernster Erwägung sein müsste.

Es liegt nahe, an diesem Punkte die Frage nach dem Einflusse congestiver Zustände, wie sie im Vorhergehenden besprochen sind, in Beziehung auf die geistigen Eigenschaften der Schüler zu besprechen. In der That kann es nicht zweifelhaft sein, dass solche Zustände häufig mit Verwirrung, Unfähigkeit zum Denken und zu geistiger Arbeit verbunden sind, und dass, wenn sie habituell werden, gefährliche Dispositionen des Gehirns dadurch hervorgerufen werden können. Auch hat es einzelne Aerzte gegeben, welche die Schule haben mit verantwortlich machen wollen für das Eintreten von Epilepsie, Veitstanz und späterer Geisteskrankheit. Besonders scharf hat dies F. Heyer (Ueber die allzu grosse Anstrengung der körperlichen und geistigen Kräfte im Kindes- und Jünglingsalter. Berlin 1864.) betont. Allein die Verknüpfung der Thatsachen ist hier eine noch sehr lose; um eine wissenschaftliche Begründung herzustellen, fehlen eingehende Vorarbeiten und es muss genügen, im Allgemeinen das Vorhandensein einer Gefahr anzuzeigen, welche im einzelnen Falle erst dann nähertritt, wenn besondere Mängel oder Anlagen den wirkenden Ursachen einen bestimmten Angriffspunkt bieten. Je nach dem Gesichtspunkt des Forschers werden dann bald diese Mängel und Anlagen, bald jene Gelegenheits-Ursachen eine grössere Bedeutung erlangen, und es liegt auf der Hand, dass gerade hier die Art des Unterrichts, die besondere Einwirkung und Behandlung des Lehrers sehr wesentlich mit in Betracht kommen.

3) Verkrümmungen der Wirbelsäule.

Nicht wenige unter den Aerzten, welche sich speciell mit der Schulfrage beschäftigt haben, und eine grosse Zahl von Orthopäden halten die Meinung aufrecht, dass die Schule einen grossen Theil der Schuld an der Hervorbringung von Verkrümmungen der Wirbelsäule trage. Insbesondere wird hierher die seitliche Verbiegung, die sogenannte Skoliose, und zwar hier wiederum hauptsächlich die habituelle Skoliose angeschuldigt.

Fahrner (Das Kind und der Schultisch. Zürich 1865. S. 6.) sagt: „Wenn fast 90 pCt. dieser Verkrümmungen während der Schuljahre beginnen und die Verkrümmung genau der Schreibstellung entspricht, so hat man gewiss das Recht, die Schule als Hauptursache anzuklagen.“ Guillaume (l. c. p. 38.) erläutert den Vergleich der gewöhnlichen Form der Skoliose mit der Schreibstellung durch eine an sich unzweifelhaft richtige Abbildung, und er fügt hinzu, dass er unter 731 Eleven 218 (also fast 30 pCt.) fand, welche eine Abweichung der Wirbelsäule zeigten.

Dass die Mehrzahl der Skoliosen während der Zeit des schulpflichtigen Alters entstehen, darüber sind die Erfahrungen der Orthopäden einstimmig. Klopsch (Orthopädische Studien und Erfahrungen. Breslau 1861. S. 22.) fasst die Erfahrungen der ärztlichen Specialisten dahin zusammen, dass die Mehrzahl zwischen dem 10. und 14. Lebensjahre entstehe; nur Eulenburg nimmt einen noch früheren Termin an, den er früher auf das 7. bis 12. Lebensjahr setzte (Mittheilungen aus dem Gebiete der schwedischen Heilgymnastik. Berlin 1854. S. 19.), später auf das 6. bis 10. Jahr verlegte (Journal für Kinderkrankheiten. 1862. S. 38.). Jedenfalls wird dadurch in der Gesammtauffassung nichts geändert, denn alle diese Angaben beziehen sich auf die Schulzeit. Zuversichtlich kann man behaupten, dass die gewöhnliche Skoliose eine Entwickelungskrankheit des schulpflichtigen Alters ist.

Weniger sicher ist es, ob die Schule als solche die Hauptursache dieser Krankheit ist. Einerseits fehlt es hier an einer Vergleichung mit solchen Ländern und Zeiten, wo die Schule nicht obligatorisch ist. Das Zeugniss der Primary School Committee in New-York, welches Guillaume (l. c. p. 40.) beibringt, hat einen gewissen Werth, indess ist es nicht entscheidend. Andererseits wäre gerade hier eine Vergleichung vieler Schulen nöthig; möglicherweise würden sich dann auch die Differenzen zwischen Eulenburg und anderen Orthopäden erklären.

Ein besonderes Bedenken gegen das Hereinziehen der Schule könnte daraus erwachsen, dass die Skoliose ganz überwiegend das weibliche Geschlecht betrifft. Guillaume zählte auf 350 Knaben 62 Fälle = 18 pCt. und auf 381 Mädchen 156 Fälle = 41 pCt. Skoliotische. Hier sind natürlich viele sehr leichte Fälle mitgerechnet, die vom pathologischen Standpunkte aus gar nicht zur Berücksichtigung kommen. Die Erfahrungen der Orthopäden, welche überwiegend schwerere Fälle betreffen, sind viel auffälliger. Klopsch rechnet 84—89 pCt. aller Skoliotischen auf das weibliche Geschlecht. Adams (Lectures on the pathology and treatment of lateral and other forms of curvature of the spine. Lond. 1865. p. 194) hatte unter 173 Fälle 151 aus dem weiblichen und nur 22 aus dem männlichen Geschlecht; Knorr (Erster Bericht der gymn. orthop. und elektrischen Heilanstalt in München. 1860. S. 23) unter 72 Fällen 60 weibliche.

Nach diesen Zahlen kann es nicht zweifelhaft sein, dass die Schule nicht die einzige Ursache der Skoliose ist; ja man wird wohl anerkennen müssen, dass sie auch nicht die Hauptursache ist. Denn es ist erfahrungsgemäss, obwohl nicht durch Zahlen zu belegen, dass die Skoliose auch bei solchen Mädchen häufig vorkommt, welche die gewöhnliche Schule gar nicht besuchen. Auch sind die Orthopäden gewöhnlich noch auf andere Arten der Beschäftigung, namentlich auf die weiblichen Handarbeiten, als auf eine wichtige Ursache der Verkrümmung zurückgegangen. Ist dies richtig, so sündigt das Haus und die Familie vielleicht ebenso sehr, in manchen Fällen vielleicht noch mehr, als die Schule. Indess dürfte man diese doch nicht etwa freisprechen. Sonst könnte man dasselbe Argument umgekehrt auf die Kurzsichtigkeit anwenden, welche ganz überwiegend häufig bei Knaben vorkommt. Stellt sich das Verhältniss so, dass die Bücherbeschäftigung mehr den Augen der Knaben, die weibliche Handarbeit mehr dem Rücken und Brustkorb der Mädchen schadet, so erwachsen daraus sehr bestimmte Pflichten für die Schule, welche das Beispiel auch für die häusliche Beschäftigung geben soll.

Einzelne Orthopäden, wie Bouvier (Leçons cliniques sur les maladies chroniques de l'appareil locomoteur. Paris 1858. p. 427), sprechen nun freilich den Beschäftigungen und der Haltung fast jeden Einfluss auf die Hervorbringung der Skoliose ab. Aber es gibt hier eine ganz positive Erfahrung, welche mit Nothwendigkeit zu einer solchen Annahme zwingt; das ist das ganz überwiegende Vorkommen der rechtsseitigen Ausweichung der Wirbelsäule. Um nur ein Zahlenbeispiel anzuführen, so fand Adams (l. c. p. 198) unter 742 Fällen von einfacher Skoliose 619, bei denen die Convexität der Wirbelsäule nach rechts gewendet war. Dies ist eben die von Guillaume beschriebene Schreibstellung, welche natürlich auch für Zeichnen, weibliche Handarbeiten u. s. w. gilt. Eine solche Uebereinstimmung kann doch unmöglich zufällig sein. Auch lässt sich die gewöhnliche Skoliose aus besonderen krankhaften Verhältnicht ableiten. Parow berichtet in einem Vortrage über die Nothwendigkeit einer Reform der Schultische, dass er unter 282 Fällen von Skoliose 218, also etwa 79 pCt. beobachtet habe, bei denen für das Entstehen des Uebels überall kein besonderer äusserer oder innerer Krankheitszustand als Ursache nachgewiesen werden konnte, und wo für dessen Ursprung lediglich zur Gewohnheit gewordene fehlerhafte Körperhaltung angenommen werden musste.

Freilich folgt daraus nicht, dass die Verkrümmung der Wirbelsäule eine blosse Muskelwirkung ist, wie manche Orthopäden angenommen haben. Es steht fest, dass die Wirbelknochen dabei bestimmte Veränderungen erleiden, welche mehr und mehr eine bleibende Form annehmen. Diese Veränderungen treten während des Wachsthums, zu einer Zeit, wo die Wirbel selbst noch in der Entwickelung begriffen sind, auf. Sie geben den Wirbelkörpern abnorme Gestalten, sie verändern das Lageverhältniss derselben gegen einander, sie setzen sich auf die Knochen des Brustkorbes und des Beckens, selbst des Gesichtes (Stern in Müller's Archiv 1834. S. 238) fort und gewinnen dadurch gewisse Einwirkungen auf die in diesen Theilen eingeschlossenen Eingeweide. Es möge in dieser Beziehung nur daran erinnert werden, dass nach spirometrischen Messungen von Schildbach (Beobachtungen und Betrachtungen über die Skoliose. Amsterdam 1862. S. 7) die Athmungsgrösse schon bei skoliotischen Kindern von 13—17 Jahren um $\frac{1}{3}$, ja in einzelnen Fällen fast um die Hälfte abnimmt, mit anderen Worten, dass die Athmung, diese für das gesunde Leben erste Voraussetzung, auf das Schwerste beeinträchtigt wird.

Ueber die feinere Mechanik dieser Vorgänge bestehen noch grosse Meinungs-Verschiedenheiten unter den Aerzten. Während Klopsch als primären Ausgangspunkt der Störungen die Beckenknochen betrachtet, deren ungleiche Ausbildung zuerst eine Abweichung im unteren Abschnitt der Wirbelsäule erzeuge, leitet gerade umgekehrt Hüter (Die Formentwickelung am Skelet des menschlichen Thorax. Leipzig 1865. S. 87) die Skoliose von einer asymmetrischen Entwickelung der Hälften des Brustkorbes ab. Allein diese Verschiedenheit der Meinungen, welche wahrscheinlich auf beiden Seiten aus einer zu grossen Verallgemeinerung richtiger Beobachtungen hervorgeht, schliesst die Möglichkeit nicht aus, dass in jedem Falle eine fehlerhafte Haltung und einseitige Muskelthätigkeit die Primär-Ursache ist, welche einseitigen Druck auf die wachsenden Theile und dadurch das Zurückbleiben der Knochen auf einer Seite bedingt.

In den von Klopsch berichteten Fällen handelt es sich zunächst um mangelhaftes Wachsthum der Knochen um die hintere Knorpelfuge des Beckens (Synchondrosis sacro-iliaca). Nun ruht aber gerade bei der Schreibstellung der sitzende Körper sehr häufig und anhaltend auf dem linken Sitzhöcker und es ist dann ganz natürlich, dass auch die linke Knorpelfuge stärker zusammengedrückt wird. Vielleicht darf hier noch an einen anderen Umstand erinnert werden, welchen ein erfahrener Orthopäde, Schildbach (in meinem Archiv 1867. Bd. XLI. S. 22.) für einen anderen Zweck anführt. Er macht darauf aufmerksam, dass die Mädchen häufig so sitzen, dass ihre Kleider sich unter dem einen Sitzhöcker zusammendrängen. „Die Bänke stehen in den Schulen meist so, dass auf der linken Seite das Fenster, auf der rechten der Gang zum Eintreten sich befindet. Die Mädchen gehen also mit der linken Seite voraus zwischen Bank und Tisch, und haben, wenn sie zum Sitzen gekommen sind, unter der linken Gesässhälfte die Röcke glatt gezogen und einfach, unter der rechten doppelt und dreifach zusammengefaltet und somit 1—2 Zoll höher auftragend.“

Handelt es sich dagegen, wie für die Mehrzahl der Fälle offenbar richtig Hüter ausgeführt hat, um eine primäre Missbildung der einen Hälfte des Brustkorbes, so wird man wiederum auf einen Druck zurückgehen müssen, welcher die eine Seite der Wirbelkörper überwiegend trifft. Dieser Druck wird aber eingeleitet durch eine seitliche Biegung, die zunächst wieder auf Muskelthätigkeit zurückzuführen ist. Welches ist nun aber der Grund, dass die Biegung der Brustwirbelsäule hauptsächlich nach rechts geschieht? Am Schlusse einer sehr gewissenhaften Untersuchung sagt Herm. Meyer (in meinem Archiv 1866. Bd. XXXV. S. 251.): Diesen Grund finden wir in der Haltung, welche aus dem Bestreben entspringt, die rechte Schulter möglichst hoch zu stellen — einem Bestreben, welches durch Anbringen von hohen Tischen, von Schraubstöcken etc. hervorgerufen wird — ferner in der Haltung, welche durch Herüberneigen des Kopfes auf die linke Seite, um den Gang der Schreibfeder zu betrachten, erzeugt wird, — kurz, in verschiedenen, häufig wiederkehrenden, mehr oder weniger motivirten Schiefhaltungen. Indessen dürfen darum die Muskeln nicht als Erzeuger der Skoliose angeschuldigt werden, denn die für Hervorbringung solcher Haltungen wirkenden Muskeln bringen nicht unmittelbar die Lagen und

Gestaltsveränderungen durch directen Zug hervor, sondern sie geben nur durch einmaligen Akt die fehlerhafte Haltung und diese wirkt dann im Vereine mit den statischen Momenten weiter."

In einem späteren Aufsatze, der sich speciell mit der Schulbankfrage beschäftigt, erklärt sich daher Meyer (in meinem Archiv 1867. Bd. XXXVIII. S. 29.) ganz entschieden dahin, dass die fernstehenden hohen Tische die Entwickelung der Skoliose sehr begünstigen, und er empfiehlt demgemäss dringend eine Aenderung der Subsellien. Prince (Orthopedics. Philadelphia 1866. p. 100) macht überdies darauf aufmerksam, wie sehr zwangsweise Ruhe und Stillsitzen bei einem wachsenden Kinde dazu beiträgt, fehlerhafte Stellungen einzunehmen und zu bewahren, — eine Bemerkung, die gewiss verdient, von Lehrern in Mädchenschulen beachtet zu werden.

Für die Schule erwachsen jedenfalls aus einer Erwägung der besprochenen Uebelstände, mögen sie auch nur zu einem gewissen Theile ihr zur Last fallen, sehr bestimmte Aufgaben. Einerseits müssen die Schüler und namentlich die Schülerinnen in zweckmässiger Weise gesetzt und sorgsam in ihrer Haltung und Stellung überwacht werden, anderseits muss ihnen durch Gymnastik rechtzeitig Gelegenheit geboten werden, ihre Glieder wieder in die gehörige Uebung zu bringen.

4) Erkrankungen der Brusteingeweide.

Unter den Eingeweiden der Brusthöhle sind es hauptsächlich die Athmungsorgane gewesen, deren Erkrankung als Folge unzweckmässiger Schuleinrichtungen angeschuldigt wurde. Unter diesen Erkrankungen ist wiederum vorzugsweise die Lungenschwindsucht, meist in Verbindung mit Skrofulose, genannt. Lorinser führte sie in seinem Artikel besonders auf, und Carmichael betonte sie noch stärker. Er erzählt unter Anderem, dass in einer Parochialschule, die keinen Hof hatte und in der also die Kinder die ganze Zeit im Zimmer zubringen mussten, von 24 gut genährten und gekleideten Mädchen, von denen keines bei seiner Aufnahme die Krankheit hatte, 7 skrofulös wurden. Arnott wurde mit Untersuchung einer Knabenschule in Norwood beauftragt, unter deren Schülern (600 an der Zahl) Skrofeln ungewöhnlich verbreitet waren und eine grosse Mortalität herrschte; man schrieb das

Uebel schlechter und unzureichender Nahrung zu. Es ergab sich jedoch, dass die Nahrung gut und ausreichend, dagegen die Ventilation äusserst mangelhaft war; nachdem diese zweckmässig hergestellt war, verschwand das Uebermaass von Skrofeln sehr schnell (M'Cormac, On the nature, treatment and prevention of pulmonary consumption. Lond. 1855. p. 48. Ancell, A treatise on tuberculosis. Lond. 1852. p. 445. Benj. W. Richardson, The hygienic treatment of pulmonary consumption. Lond. 1857. p. 13.). Aehnliche Beispiele liessen sich mehrere aufführen, indess fehlt auch hier eine genügende statistische Unterlage. Nur auf Umwegen lässt sich Einzelnes gewinnen, was für die Richtigkeit der Ansicht spricht, dass der Schulbesuch die Schwindsucht begünstigt. Wir besitzen z. B. für Berlin genauere, nach Altersklassen und Todesarten geordnete Tabellen (Engel, Die Sterblichkeit und Lebenserwartung im preuss. Staate und besonders in Berlin. 1863. S. 96—97). Wählt man aus denselben das schulpflichtige Alter, so ergibt sich ein schnelles Anwachsen der Mortalität an Lungen- und Halsschwindsucht in der Zeit von 10—15 Jahren, das schon in der vorhergehenden Periode von 5—10 Jahren anfängt und sich in den späteren Perioden von 15—20 Jahren bedeutend steigert. Auf 100 Gestorbene kommen im Alter von

5—10	Jahren	4,81	an Lungenschwindsucht,
10—15	-	12,96	- -
15—20	-	31,88	- -

dazu an Abzehrung je 8,93, 7,90 und 4,74, ungerechnet Skrofeln und manche andere nahe verwandte Kategorien. Gewiss ist dies Ergebniss recht auffällig, zumal wenn man in Betracht zieht, dass ausserdem nur Typhus und Cholera annähernd hohe Mortalitätszahlen für diese Altersklassen liefern.

Allerdings kann diese Mortalität nicht allein dem Schulbesuch zugeschrieben werden; manche Verhältnisse des häuslichen Lebens haben gewiss Einfluss darauf. Nichtsdestoweniger darf die Thatsache nicht unterschätzt werden. Erhebliche Umstände sprechen dafür, dass gerade die Schule viel dazu beiträgt. Als besonders schädlich sind insbesondere folgende Einflüsse anzuführen:

1) die schlechte, durch den Aufenthalt vieler Kinder verdorbene Luft,

2) die durch den Wechsel des heissen Schullokals mit der

freien und kühlen Luft, durch zugige Fenster und Thüren u. s. f. herbeigeführten häufigeren Erkältungen, wodurch Hals- und Brustentzündungen in grosser Zahl veranlasst werden,

3) der Staub in den Schullokalen,

4) die durch das anhaltende Sitzen verschlechterten Respirationsbewegungen.

Bis in die letzte Zeit hinein waren die Ansichten über die Entstehung der Lungenschwindsucht dadurch in hohem Maasse unklar und in sich widerspruchsvoll, dass man dieses Leiden einfach mit Tuberculose identificirte und damit in das Gebiet der erblichen constitutionellen Krankheiten ohne bekannte Ursache verwies. Die neueren Untersuchungen haben gelehrt, dass in der Bezeichnung der Lungenschwindsucht eine grössere Zahl verschiedener Prozesse zusammengefasst wurde, welche zuweilen gleichzeitig oder nach einander, andere Male dagegen einzeln und für sich bestehen. Viele von ihnen, jedoch keineswegs alle treffen darin zusammen, dass sie in späteren Stadien Verschwärungen der Lungen herbeiführen. Die Mehrzahl von ihnen beginnt mit einfach katarrhalischen und entzündlichen Vorgängen, welche äusseren Einwirkungen, namentlich der Erkältung und der Einathmung reizender Stoffe (Staub, Kohle u. s. w.) ihre Entstehung verdanken. Ihre Dauer wird begünstigt durch schlechte Athembewegungen, welche Anhäufung und Zurückhaltung der Absonderungsstoffe bewirken, ferner durch Zähigkeit und Hinfälligkeit dieser Absonderungsstoffe, welche sich zersetzen und eindicken und auf deren Beschaffenheit die Natur der eingeathmeten Luft nicht weniger, ja vielleicht mehr einwirkt, als die Beschaffenheit der Nahrung, endlich durch die Andauer oder Wiederholung der reizenden Einwirkungen.

Diese kurze Uebersicht wird genügen zu zeigen, wie gefährlich eine Schule mit mangelhaften Einrichtungen und mangelhafter Aufsicht einwirken kann, und wie sehr Grund vorhanden ist, zu fürchten, dass in der That ein Theil der tödtlich auslaufenden Schwindsuchtsfälle des schulpflichtigen Alters der Schule als solcher zugerechnet werden möge, ja dass selbst zu einem Theile der erst nach der Schulzeit eintretende ungünstige Verlauf der Schulzeit zugefügt werden darf. Nichts ist häufiger bei Schulkindern, als Husten und Halsschmerzen. In seinem Berichte über den hygieinischen Zustand der französischen Lyceen stellt Vernois (État hygiènique des lycées de l'empire en 1867. Paris 1868. p. 20) Angina und Bronchitis an die Spitze aller beobachteten Krankheiten. Bei einem schwächlichen Kinde kann aber aus einer Verschleppung dieser Uebel ein überaus gefährlicher Prozess hervorgehen. Also Grund genug zu ängstlicher Vorsicht!

5. Erkrankungen der Unterleibsorgane.

So vielfach man in früherer Zeit geneigt war, die so beliebten Unterleibsstockungen und die vermeintliche Zunahme und Frühzeitigkeit der Hämorrhoiden der Schule zuzuschreiben, so unsicher ist doch dieses ganze Gebiet. Es soll damit keineswegs gesagt werden, es bestände kein Grund zu Besorgnissen. Aber es ist sehr schwer, hier eine sichere Unterlage zu gewinnen, da die meisten dieser Leiden keine tödtlichen sind, sich also der nächsten statistischen Erörterung entziehen, und da zugleich andere schädliche Einwirkungen, namentlich der Nahrung, so häufig vorhanden sind, dass man das Maass von Schädlichkeit, welches der Schule als solcher zukommt, nicht wohl aussondern kann. Wie sehr unzweckmässiges Sitzen die Circulation im Unterleibe beeinträchtigt, liegt auf der Hand, aber es lässt sich nicht angeben, wie gross die daraus hervorgehenden dauernden Nachtheile für Leber, Magen, Milz, Nieren u. dgl. sind. Nur zwei Gebiete lassen sich erfahrungsgemäss besonders bezeichnen.

Das erste umfasst die Verdauungs-Organe. Hier kann darauf hingewiesen werden, dass der anhaltende Schulbesuch sehr häufig den Appetit beeinträchtigt, so dass schon nach Wochen, mindestens nach Monaten sich immer zahlreicher Zeiten von Inappetenz, Dyspepsie u. s. w. einstellen. Unregelmässigkeiten des Stuhlganges, schlechtere Blutbereitung, Mattigkeit und Ermüdung, Abmagerung, Blässe, Unlust sind die gewöhnlichen Folgezustände. In der Schrift des Dr. Gast (Aerztliche Vorschläge zur Reform des Volksschulwesens in Sachsen. Leipz. 1863. S. 7) sind diese Erscheinungen mit Recht betont. Mangel an Ventilation in den Schullocalien, Mangel an geeigneter Bewegung, geistige Ueberanstrengung sind die nächst zu erwähnenden Ursachen. Die Verlängerung der Schulzeit, selbst die jetzt versuchte Verlängerung des Vormittags-Unterrichts zu Gunsten der freien Nachmittage, tragen dazu bei, diese Uebelstände zu vermehren.

Das zweite Gebiet betrifft die Sexualorgane, welche bei beiden Geschlechtern in der späteren Zeit der Volksschule und noch mehr in den höheren Schulen so vielfach ausgesetzt sind. Sieht man auch ganz ab von den bösen Einflüssen des schlechten Beispieles und der Verführung, so wirkt doch das lange Sitzen, die geistige Erregung, das Bestehen von Störungen in den Verdauungsorganen leicht reizend auf die Sexualorgane ein. Ganz besonders achtsam sollte in Töchterschulen verfahren werden, wo die Menstruationsthätigkeit der zur Geschlechtsreife heranwachsenden Mädchen ein so überaus schwieriges Object der Fürsorge hinstellt. Auch dieser Punkt ist von Gast (a. a. O. S. 11) sachverständig erörtert worden, und es mag hier genügen, auf seine Schrift hinzuweisen. Die Nothwendigkeit, für Mädchenschulen erfahrene Lehrerinnen oder wenigstens weibliche Aufsicht zu gewinnen, wird nur zu häufig übersehen.

6. Ansteckende Krankheiten.

Von gewissen ansteckenden Krankheiten, wie von den Masern und dem Scharlach, ist es so bekannt, dass sie vorwiegend Kinderkrankheiten sind und durch die Schule verbreitet werden, dass es genügt, hier an sie zu erinnern. Indess ist doch auch von einigen anderen, wie den Pocken, der Cholera, dem Stickhusten, der Diphtheritis nicht zu bezweifeln, dass sie zuweilen in den Schulen günstige Heerde neuer Ausbreitung finden. Typhus und Ruhr kommen hier weniger in Betracht; denn obwohl Fälle aufgeführt werden können, wo insbesondere in Folge des Genusses verunreinigten Trinkwassers solche Krankheiten in Schulen epidemisch auftraten, so ist dies doch mehr ausnahmsweise und zwar mehr in Pensionaten mit dauerndem Aufenthalt der Zöglinge der Fall. In Beziehung auf die übrigen erwähnten Krankheiten ist schon durch die ältere Gesetzgebung manches Gute angeordnet, aber leider nur selten Seitens der Verwaltung durchgeführt worden, so dass in neuerer Zeit von vielen Seiten, für Berlin namentlich von Dr. O. Veit (Berliner klinische Wochenschrift 1868. No. 44) auf strengere Handhabung und Verschärfung der Bestimmungen gedrungen worden ist.

Die Uebertragung parasitischer Pflanzen und Thiere (Krätze, Läuse, Grind) mag hier der Vollständigkeit wegen erwähnt werden.

7. Verletzungen.

Zu der immerhin geringen Zahl von Verletzungen, welche durch zufällige Gewalteinwirkungen Seitens anderer Schüler, hie und da auch durch unzulässige Züchtigungsmittel der Lehrer, und zwar letztere häufiger, als man anzunehmen pflegt, herbeigeführt worden, ist in neuerer Zeit die häufigere Erwähnung von leichteren und schwereren Verletzungen beim Turnen, namentlich Verstauchungen, Verrenkungen, Brüchen, hinzugekommen. Eigentliche statistische Zusammenstellungen scheinen bis jetzt nicht zu existiren; indess ist die Thatsache unzweifelhaft. In allen drei Beziehungen handelt es sich um Fehler der Zucht oder der Aufsicht. Mag ein gewisser Theil solcher Verletzungen auch bei der besten Zucht und Aufsicht nicht zu vermeiden sein, so ist doch der grössere Theil schwerlich auf blossen Zufall zu beziehen.

Ueberblickt man die hier dargelegten Thatsachen, so ergibt sich zunächst ein grosser Mangel an wissenschaftlich constatirtem, zahlenmässig beglaubigtem und daher vollständig zuverlässigem Material. Möglicherweise liessen sich aus den Acten der Behörden ausgedehntere Nachweise bringen; vielleicht steckt auch in der Literatur einiges hier nicht Erwähnte. Allein so viele Ergänzungen daraus auch noch zu gewinnen sein möchten, das steht unzweifelhaft fest, dass eine eigentliche Vollständigkeit der Schul-Pathologie nicht existirt. Eine solche muss aber nothwendig festgestellt werden, wenn die Aufsichtsbehörde sicher gehen soll. Bis jetzt ist sie nur an wenigen Orten, und zwar nur für die Kurzsichtigkeit, und auch hier wieder vorzugsweise durch die Privatthätigkeit einzelner Aerzte erreicht worden. Die Aufsichtsbehörde muss daher dafür sorgen, dass ihr eine vollständige Kenntniss zu Theil werde.

Diess lässt sich zum Theil durch die Lehrer erreichen, wenn man sie anhält, die Versäumniss-Listen auch in Beziehung auf die Krankheitsfälle zu vervollständigen und zugleich über die etwa vorkommenden Todesfälle genau Buch zu führen.

Indess ist diess doch mehr eine Vorarbeit und ein Mittel der Prüfung, als die eigentliche Arbeit. Letztere kann nur durch

Aerzte ausgeübt werden. Und zwar gehören dazu Aerzte, welche mit der Schul-Hygieine und den modernen Untersuchungs-Methoden wohl vertraut sind. Es ist eine ganz unerlässliche Forderung, dass die öffentliche Gesundheitspflege in den Schulen mit allem Zubehör in die Hand sachverständiger Aerzte gelegt werde. Sie müssen zunächst die Gefahren, von denen das schulpflichtige Alter bedroht ist, genau feststellen; aus der Zusammenfassung ihrer Berichte wird sich dann das Gesammtbild der Schulkrankheiten des Landes und der einzelnen Provinzen gewinnen lassen. Zusammengehalten mit der Rekrutirungs-Statistik, wenn sie in der von dem statistischen Congresse (1863) geforderten Weise gehandhabt wird, kann eine derartige Darstellung die Grundlage einer eingehenden Kenntniss von dem körperlichen Entwickelungsleben unserer Nation werden.

Es mag dabei sogleich ein anderer Punkt berührt werden. Die Schulbankfrage kann in der Allgemeinheit, wie sie jetzt gewöhnlich gefasst wird, nicht gelöst werden. Sollen Bank nnd Tisch in einem gewissen Verhältnisse zu den Körperverhältnissen der Jugend stehen, so müssen viel ausgedehntere Messungen der Körpergrösse und Körperverhältnisse der Kinder und jungen Leute veranstaltet werden, als bis jetzt geschehen ist. Es genügt nicht, hie und da eine grössere Stadt zu wählen; es ist nothwendig, Stadt und Land in einem gewissen Gegensatze zu fassen, und ausserdem den provinciellen Eigenthümlichkeiten Rechnung zu tragen. Dieselben Altersklassen zeigen in gewissen Landestheilen ganz andere Durchschnittsgrössen, als in anderen. Fabrikdistrikte geben andere Verhältnisse, als Ackerbau-Gegenden. Wie gross diese Verschiedenheiten sind, ist für das kindliche Alter ganz unbekannt, wenigstens wenn es sich um Zahlen handelt, auf Grund deren Vorschriften für Grösse und Verhältnisse von Bank und Tisch gegeben werden sollen. Dass es keine Schwierigkeiten macht, derartige Untersuchungen in grösserem Maassstabe anzustellen, das zeigt das Beispiel einer Reihe von Aerzten, welche sich freiwillig einem solchen Geschäfte unterzogen haben. Wir verlangen, dass es amtlich nach einem bestimmten Plane geschehe. Wie wichtige Ergebnisse auch hier die Vergleichung mit der Rekrutirung liefern kann, ist augenfällig, und es mag daher der Hinweis genügen.

Erst nach solchen Vorarbeiten wird es möglich sein, weiterhin in ausreichender Weise zu erörtern, in welcher Verbindung gewisse Krankheitsvorgänge mit gewissen Schuleinrichtungen stehen. Um diese entscheidenden Schlüsse zu ziehen, sollte bald eine Central-Commission von Schulmännern und Aerzten gebildet werden, welche die Leitung der ganzen Angelegenheit in die Hand nähme. Selbstverständlich würde dieselbe auch die Maassregeln und Vorschriften vorzuberathen haben, welche später zu erlassenden Gesetzen oder Instructionen zum Inhalt dienen sollen.

Die Ueberwachung und zum Theil Ausführung dieser Maassregeln und Vorschriften müsste wieder in jedem Schulbezirke einer Commission übertragen werden, in welcher als ständiges Mitglied ein Sanitätsbeamter oder je nach der Grösse des Bezirks mehrere solche Beamten zu sitzen haben.

Es ist nicht wahrscheinlich, dass eine genauere Untersuchung die Aufmerksamkeit auf neue und bis dahin noch unbekannte Schädlichkeiten und Krankheitsursachen richten wird. Die Zahl derselben lässt sich schon jetzt ziemlich bestimmt übersehen. Es sind dies hauptsächlich folgende:

1) die Luft im Schullokal, auf deren Beschaffenheit die Grösse des Lokals, die Zahl der Schüler, die Heizung, Ventilation, Feuchtigkeit des Fussbodens und der Wände, der Staub (Reinlichkeit) bestimmend einwirken;

2) das Licht im Schullokal, bedingt durch Lage des Gebäudes und des Zimmers, Grösse der Fenster und ihr Verhältniss zu den Tischen, Farbe der Wände und der Umgebungen, künstliche Beleuchtung (Gas, Oel);

3) das Sitzen im Schullokal, insbesondere Verhältniss von Bank und Tisch, Grösse der Sitzplätze, Einrichtung derselben, Dauer des Sitzens;

4) die körperlichen Bewegungen, insbesondere das Spielen, Turnen, Baden, ihr Verhältniss zum Sitzen und zu den rein geistigen Arbeiten, ihre Einrichtung und Beaufsichtigung;

5) die geistigen Anstrengungen, ihre Dauer und Abwechselung, ihr individuelles Maass, die Einrichtung und Dauer der

Freistunden und Ferien, die Ausdehnung der häuslichen und der Schularbeiten, der Beginn der Schulpflicht u. s. w.;

6) die Strafen, insbesondere die körperlichen Züchtigungen;

7) das Trinkwasser;

8) die Abtritte;

9) die Unterrichtsmittel, insbesondere die Wahl der Schulbücher (Grösse des Drucks) und der Anschauungs-Gegenstände.

In den letzten Jahren haben sich die reformatorischen Bestrebungen mit einer gewissen Einseitigkeit gewissen Seiten, z. B. der Schulbankfrage zugewendet. Kann nun auch nicht geleugnet werden, dass sie eine grosse Bedeutung hat, dass namentlich die Kurzsichtigkeit, die Congestionen zum Kopf, die erschwerte Athmung, die fehlerhafte Haltung der Wirbelsäule bis zu einem nicht zu unterschätzenden Maasse auf schlechte Bänke und Tische zurückgeführt werden müssen, so ist doch nicht zu verkennen, dass sie nicht allein die Schuld tragen. Ungenügendes Licht, falsche Lage der Fenster, vernachlässigte Haltung, zu kleiner Druck der Schulbücher, zu kleine Handschrift wirken bald mehr, bald weniger zur Herbeiführung und Steigerung der Kurzsichtigkeit mit. Schlechte Luft, mangelhafte Ventilation, Ueberfüllung der Klassenzimmer, Kohlenoxyd aus dem Ofen, Ueberanstrengung des Gehirns machen Congestionen auch bei den besten Tischen und Bänken. Oft genug wirken gleichzeitig mehrere Ursachen und der Gesammteffect derselben darf nicht einer einzigen der bestimmenden Ursachen zugeschrieben werden.

Auch für diese Einzelverhältnisse ist nur der Sanitätsbeamte competent; ihm wird es zustehen, auf Grund eigener Inspection der Aufsichtsbehörde die nöthige Information zu verschaffen und ihr zugleich seine Vorschläge zu Aenderungen zu unterbreiten. Es versteht sich von selbst, dass manche Fragen überwiegend pädagogischer Natur sind. Welche Anforderungen an die Leistung der Schüler zu stellen, welche Anstrengungen ihnen ihrem Alter nach zuzumuthen sind, welche Unterrichtsmittel in Anwendung kommen sollen, wie Turn- und Freistunden, Ferien u. s. w. zu bemessen sind, ist zuerst Sache des Schulmannes, aber in korrekter Weise wird ein grosser Theil auch dieser Fragen nur gelöst werden können, wenn auch hier die Controle des Arztes mit eintritt. In der

Schulcommission ist die Ausgleichung der verschiedenen Anschauungen herbeizuführen, indem Schulmänner und Aerzte sich gegenseitig aufklären und überzeugen. Nur in dem Zusammenwirken der verschiedenen Sachverständigen gewinnen Staat und Gemeinde das geeignete Aufsichts-Organ, welches die Lösung der grossen Aufgabe der Gegenwart genügend überwachen kann: körperliche und geistige Gesundheit und Ausbildung des nachwachsenden Geschlechtes.

Druck und Verlag von Georg Reimer in Berlin.

MIX
Papier | Fördert gute Waldnutzung
FSC® C083411

Zeitfracht Medien GmbH
Ferdinand-Jühlke-Straße 7
99095 Erfurt, Deutschland
produktsicherheit@kolibri360.de